Anas Lahlou Mimi
Agai Jean Basptiste
Badr Alami

Atlas de Imagiologia dos Gânglios Basais

Anas Lahlou Mimi
Agai Jean Basptiste
Badr Alami

Atlas de Imagiologia dos Gânglios Basais

ScienciaScripts

Imprint
Any brand names and product names mentioned in this book are subject to trademark, brand or patent protection and are trademarks or registered trademarks of their respective holders. The use of brand names, product names, common names, trade names, product descriptions etc. even without a particular marking in this work is in no way to be construed to mean that such names may be regarded as unrestricted in respect of trademark and brand protection legislation and could thus be used by anyone.

Cover image: www.ingimage.com

This book is a translation from the original published under ISBN 978-620-2-31755-9.

Publisher:
Sciencia Scripts
is a trademark of
Dodo Books Indian Ocean Ltd. and OmniScriptum S.R.L publishing group

120 High Road, East Finchley, London, N2 9ED, United Kingdom
Str. Armeneasca 28/1, office 1, Chisinau MD-2012, Republic of Moldova, Europe
Printed at: see last page
ISBN: 978-620-8-01811-5

Conteúdo

Capítulo 1

Resumo

Objectivos de aprendizagem

- Para ilustrar as várias doenças que podem afetar os gânglios basais.
- Rever o papel da imagiologia no seu diagnóstico e tratamento com correlação clínica e patológica.

Antecedentes

O nosso estudo ilustra as diferentes lesões dos gânglios basais frequentemente encontradas na prática quotidiana da nossa unidade de Radiologia durante um período de quatro anos, de janeiro de 2010 a agosto de 2016.

Ilustramos o nosso trabalho com observações de uma série que inclui 75 doentes com envolvimento dos gânglios basais.

Resultados e pormenores do procedimento

- Um total de 75 dos pacientes: 37 mulheres e 38 homens; idade média de 35 anos. A TAC foi efectuada em 50 doentes e a RMN na maioria dos doentes (72 casos).
- A repartição das doenças dos gânglios da base tratadas foi a seguinte: vasculares (n=18), tóxicas e metabólicas (n=20), degenerativas e hereditárias (n=5), tumorais (n=6), mitocondriopatias (n=1), infecciosas (n=7), sistémicas (n=17)
- Neste trabalho, é proposto um guia de interpretação que tem em conta os dados clínicos (doenças de instalação do utente, história, apresentação clínica, evolução) e as caraterísticas radiológicas das lesões com base na tomografia computorizada e sobretudo na ressonância magnética.

Conclusão

Embora as etiologias das doenças dos gânglios basais sejam diversas e variadas, existem aspectos radiológicos muito sugestivos de um diagnóstico preciso.

Quando as imagens são menos típicas, o raciocínio diagnóstico integra a topografia da lesão e as anomalias encefálicas associadas, orientando para diferentes intervalos de diagnóstico.

Palavras-chave: Gânglios basais, Cérebro, Ressonância magnética, Diagnóstico, Doença.

Capítulo 2

Objectivos de aprendizagem

O principal objetivo do nosso estudo é:

- Para ilustrar as várias doenças que podem afetar os gânglios basais.
- Rever o papel da imagiologia no seu diagnóstico e tratamento com correlação clínica e patológica.

Antecedentes

1- Introdução [1,2]

- Os gânglios basais correspondem a massas subcorticais de substância cinzenta localizadas perto dos ventrículos, incluem o neostriatum representado pelo núcleo caudado e putâmen, o globo pálido, o claustrum e o complexo amigdalóide com ligações ao tálamo, núcleo subtalâmico e substância negra.
- A análise das manifestações clínicas, do tipo de sinal, da localização das lesões e das anomalias associadas pode ajudar a obter o diagnóstico correto.
- As anomalias dos gânglios basais e do tálamo podem ser detectadas na neuroimagem numa grande variedade de condições patológicas.
- O diagnóstico baseia-se assim numa revisão das caraterísticas clínicas e imagiológicas.
- A ressonância magnética (RM) é a modalidade de eleição para a avaliação dos gânglios basais, pelo que o neurorradiologista pode desempenhar um papel importante na contribuição das caraterísticas imagiológicas para o quadro clínico, bioquímico e genético global.

II - Apresentação clínica [3,4]

- É frequentemente sintomático, o modo de apresentação clínica é importante para o diagnóstico diferencial (tabela I).

- É necessária uma análise cuidadosa dos sistemas e da história pessoal e familiar para avaliar os factores subjacentes, incluindo: abuso de álcool, má nutrição, factores de risco vascular, intoxicação ou envenenamento, exposição profissional, doenças hereditárias ou familiares.
- As apresentações clínicas caraterísticas incluem:
  - Demência: envolvimento bilateral do tálamo.
  - Perturbações do movimento, incluindo a síndrome coreica: envolvimento do striatum.
  - Surgem as síndromes de Parkinson: envolvimento do sistema estriatonigral.
  - Dor de cabeça, náuseas, vómitos e dores abdominais: intoxicação ou envenenamento.
  - O envolvimento dos sistemas hepático, renal e endócrino pode ocorrer em doenças de armazenamento, mitocondriopatias e doenças sistémicas ou infecciosas.

III - Parâmetros de imagiologia [5]

Caraterísticas do sinal de RMN :

- Spin eco T1 e T2: sequência básica para a deteção de anomalias de sinal.
- Sequência FLAIR: sensível para a deteção de lesões parenquimatosas associadas.
- Gradiente-eco T2*: melhora os artefactos de suscetibilidade e melhora a deteção de calcificações e produtos de degradação do sangue.
- Sequência ponderada em difusão: especialmente quando há suspeita clínica de isquemia, doenças relacionadas com priões e intoxicação por monóxido de carbono.

- Sequência com material de contraste: quando há suspeita de tumor.
- Angiografia por ressonância magnética (2D ou 3D time of flight): quando se suspeita de uma lesão vascular.

Radioanatomia (figuras 1 e 2)

- O núcleo caudado e o putamen: isointensos em relação à substância cinzenta cortical com todas as sequências de pulso e não realçam após a injeção de material de contraste.
- O globo pálido: ligeiramente hipointenso em relação ao putâmen.

IV - Localização [6]

- A principal área de envolvimento é facilmente estabelecida na imagiologia por RM, e é útil para o diagnóstico diferencial (Tab. 2).
- O envolvimento do núcleo lentiforme ocorre principalmente em associação com doenças tóxicas, metabólicas e vasculares crónicas.
- O envolvimento bitálico é mais frequentemente o resultado de isquemia aguda ou tumor.
- O envolvimento do estriado sugere doenças infecciosas, degenerativas ou tóxicas.

Capítulo 3

Achados imagiológicos OU Detalhes do procedimento

I-Métodos e doentes

Relatamos um estudo retrospetivo que avalia 75 pacientes com as diferentes lesões dos gânglios basais frequentemente encontradas na prática diária na nossa unidade de Radiologia durante um período de seis anos, de janeiro de 2010 a agosto de 2016.

II-Caraterísticas epidemiológicas

- Setenta e cinco pacientes foram incluídos no estudo.
- Havia trinta e sete mulheres e trinta e oito homens.
- Idade média= 35 anos.

III-Manifestações clínicas

Os nossos doentes apresentavam os seguintes sintomas **(tab. 3)**

IV-Caraterísticas de imagiologia

- O estudo incluiu: pacientes com anormalidades de sinal dos gânglios basais na ressonância magnética.
- O estudo por RMN do cérebro foi efectuado em todos os doentes imediatamente ou após uma TAC craniana (n=50).
- Técnica de ressonância magnética:
    - RMN 1,5 Tesla.
    - T1, T2, T2*, FLAIR, DWI e sequências de espetroscopia.
- Localização das anomalias do sinal **(separador 4)**
- Etiologia **(separador 5)**

V- Exemplos ilustrativos

- As etiologias são múltiplas e diversificadas.
- Insistimos nas lesões frequentemente encontradas na prática comum que ilustramos a partir da nossa série e de uma revisão da literatura.

1- Causas :Doenças vasculares

Trombose Venosa Cerebral Profunda [7] (figura 3)

- 3-10% dos casos de CVT.
- O sistema venoso profundo compreende as veias cerebrais internas, a veia de Galeno e o seio reto e drena a substância branca hemisférica, o diencéfalo e os núcleos profundos.
- **Factores de risco**: estado de hipercoagulabilidade durante a gravidez ou o puerpério, utilização de contraceptivos orais, vasculite e infecções intracranianas ou sistémicas
- **Sinais clínicos**: dor de cabeça e caraterísticas clínicas inespecíficas, perturbações da consciência, movimentos oculares, letargia e sinais de trato longo, e morte.
- **Imagem:**

  - Achados indirectos de RMN:
    - Lesões talâmicas bilaterais, frequentemente com envolvimento dos gânglios basais.
    - O inchaço e o prolongamento de T2 podem ser acompanhados por complicações hemorrágicas, envolvimento adicional do cerebelo, tronco cerebral ou córtex cerebral e hidrocefalia.
  - Sinais diretos:

f Os sinais diretos da veia trombosada podem ser subtis na neuroimagem convencional, mas a venografia por RM ou por TC é diagnóstica.

Oclusão Arterial [8, 9] (Figura 4)

- Os enfartes arteriais agudos síncronos bilaterais do tálamo não são incomuns e são geralmente o resultado da oclusão da artéria basilar rostral.
- A trombose da artéria basilar rostral normalmente também causa enfarte agudo do mesencéfalo e de porções dos lobos temporal e occipital alimentadas pela artéria cerebral posterior, ou de porções do cerebelo alimentadas por outros ramos do sistema arterial vertebrobasilar.
- Uma causa rara de enfarte talâmico bilateralmente simétrico é a oclusão da artéria de Percheron, uma variante anatómica da circulação posterior.
- <u>Sinais clínicos</u>: agitação, obtundação ou coma, disfunções de memória e vários tipos de alterações oculares e comportamentais.
- <u>Imagem:</u>
    - Hiperintensidade nas imagens de RM ponderadas em T2 e restrição da difusão.
    - A doença esteno-oclusiva causadora que envolve a artéria basilar é frequentemente bem representada em angiogramas de RM.

MAV choro'ι'dienne rompue disponível em arteriografia

Anevrysme d'une artere lenticulo-striee en arteriographie

Encefalopatia hipertensiva "síndrome PRES" [10, 11] (Figura 5)

- É uma encefalopatia potencialmente reversível secundária a uma emergência hipertensiva.

- **Etiologia**: Eclâmpsia, pré-eclâmpsia, glomerulonefrite, quimioterapia (ciclosporina, cisplatina)
- **Os sintomas clínicos** incluem dores de cabeça e convulsões em pacientes com crise hipertensiva aguda.
- **Imagem:**
    - A hiperintensidade T2W e FLAIR envolve os gânglios basais, geralmente em associação com lesões hiperintensas da substância branca cerebral hemisférica, cerebelo e tronco cerebral.
    - O envolvimento isolado dos gânglios basais é raro.
    - As imagens ponderadas em difusão demonstram valores ADC aumentados secundários ao edema vasogénico, distinguindo a encefalopatia hipertensiva do AVC isquémico.

CADASIL [12, 13] (Figura 6)

- O acrónimo CADASIL é utilizado para designar a Arteriopatia Cerebral Autossómica Dominante com Infartos Subcorticais e Leucoencefalopatia.
- Doença hereditária caracterizada por acidentes vasculares cerebrais isquémicos recorrentes em doentes sem qualquer fator de risco vascular.
- Os sintomas clínicos iniciais podem incluir enxaqueca com aura em doentes na casa dos 30 anos. Os eventos isquémicos, transitórios ou completos, ocorrem entre os 40 e os 50 anos, quase sempre de localização subcortical, e por vezes associados a perturbações do humor. É muito frequente o desenvolvimento de demência subcortical.
- O diagnóstico baseia-se na identificação do gene mutado como Notch 3 no cromossoma 19.

- As caraterísticas da ressonância magnética incluem:
    - lacunas múltiplas no striatum, tálamo, tronco cerebral e substância branca cerebral,
    - anomalia bilateral, maioritariamente simétrica, do sinal da substância branca cerebral hemisférica com envolvimento predominante dos lobos temporais, estendendo-se às cápsulas externa e extrema, poupando as fibras em U subcorticais,
    - focos hipointensos nos gânglios basais em imagens gradiente eco T2*W secundários a pequenas hemorragias, sem calcificação na TC, e possivelmente relacionados com a acumulação de ferro.
    - A angiografia por RM é normal porque só estão afectadas pequenas artérias.

Alargamento dos espaços de Virchow-Robin (Figura 7)

- Aumento dos espaços perivasculares à volta das artérias perfurantes.
- **Clínica:** assintomático
- **Na ressonância magnética:** Os espaços VR são isointensos ao fluido cerebrospinal. Nas imagens axiais, eles são puntiformes na aparência e principalmente na localização sublenticular, sem gliose ao redor.

Cavernoma [14] (Figura 8)

- O cavernoma profundo ou angioma cavernoso é uma entidade clínica muito rara
- Localização: ubíquo
- hemisférios cerebrais (75%), tronco cerebral (20%): ponte ++, localização subcortical

- RMN:

  - Vários níveis sanguíneos líquido-líquido no interior das baias ++: Bola de milho pipoca
  - Na periferia: depósito de hemossiderina que resulta num hipossinal em todas as sequências.
  - Sem edema, sem efeito de massa, exceto em caso de hemorragia aguda
  - Realce: variável, pouco ou nenhum.

2- Causas :Perturbações tóxicas e metabólicas

Kernicterus [15] (Figura 9)

- A encefalopatia bilirrubínica é causada por níveis muito elevados de bilirrubina.

- **Sintomas clínicos :**

  - Fase inicial: Icterícia extrema, ausência de reflexo de sobressalto, má alimentação ou sucção, sonolência extrema (letargia) e tónus muscular baixo (hipotonia)
  - Fase intermédia: choro agudo, irritabilidade, pode ter as costas arqueadas com o pescoço hiperextendido para trás, tónus muscular elevado (hipertonia), má alimentação
  - Fase tardia: Estupor ou coma, ausência de alimentação, choro estridente, rigidez muscular, costas marcadamente arqueadas com o pescoço hiperextendido para trás,

    Convulsões

- **Achado de ressonância magnética :**

  - Localização das lesões: globus pallidus ++, substantia nigra, hipocampo, tegmento, núcleo subtalâmico e núcleo cuneiforme.

- As imagens ponderadas em T2 mostram sinal elevado bilateralmente no globo pálido, uma área conhecida de deposição cerebral de bilirrubina.

- **Tratamento:** Fototerapia e transfusão de sangue.

Encefalopatia de Wernicke [16] (Figura 10)

- Representa uma emergência médica.
- Normalmente devido a uma deficiência de tiamina ou vitamina B1 (tiamina).
- Secundário a um estado de desnutrição causado por alcoolismo crónico, neoplasias gastrointestinais ou hematológicas, diálise crónica, obstrução intestinal, hiperemese gravídica ou terapia parentérica prolongada sem suplementação vitamínica.
- **Tríade clínica**: alteração da consciência, disfunção ocular e ataxia
- **RMN:**
  - Prolongamento simétrico em T2 no tálamo medial, na área periaquedutal, nos corpos mamilares e na placa tectal.
  - Hemorragia petequial, restrição da difusão e contraste

    pode ser observado um aumento das áreas afectadas.
  - Na fase crónica, a hiperintensidade em T2W desaparece e os corpos mamilares e os tálamos tornam-se atróficos, resultando num aumento do terceiro ventrículo.
  - ADC: normal (fase inicial), ADC baixo (fase tardia) em relação a danos irreversíveis.
- **Tratamento**: reposição intravenosa de tiamina.

Encefalopatia hepática [17] (Figura 11)

- Resultante de doença hepatocelular, é secundária à acumulação de substâncias tóxicas normalmente metabolizadas pelo fígado (amoníaco, manganês).

- **Manifestações clínicas:** sinais extrapiramidais, sintomas neurocomportamentais e défices de alerta, incluindo coma.
- **RMN:**
  - Inchaço simétrico bilateral, prolongamento T2 e restrição da difusão nos gânglios basais, córtex insular e giro cingulado.
  - Deteção espectroscópica por RM do metabolito tóxico combinado glutamato-glutamina em tempos de eco curtos

Toxicidade do monóxido de carbono [18] (Figura 12)

- O envenenamento por monóxido de carbono (CO) é a causa mais comum de morbilidade e mortalidade por envenenamento.
- Os efeitos patológicos da carboxihemoglobina no cérebro incluem necrose, desmielinização aguda e atrofia crónica.
- **Sinais clínicos:** dor de cabeça, náuseas, vómitos e alterações do estado mental, até mesmo coma.
- **Sequelas:** nos sobreviventes incluem danos cognitivos, demência e caraterísticas parkinsonianas.
- O globo pálido é o local mais comum de anormalidade bilateral simétrica.
- Todos os gânglios basais podem ser afectados, ou o putamen, o núcleo caudado e o tálamo podem estar envolvidos isoladamente.
- A substância branca é o segundo local mais comum de dano, envolvendo lesões confluentes bilateralmente simétricas no centrum semiovale e na substância branca periventricular.
- Em doentes comatosos com anomalias de sinal simétricas bilaterais do

globuspallidus, juntamente com lesões confluentes da substância branca, especialmente no centrum semiovale e periventricular, deve suspeitar-se de envenenamento por CO.

Lesão cerebral hipóxico-anóxica em adultos [19]

- O estrangulamento e a paragem cardíaca são as principais causas de lesão cerebral hipóxico-anóxica em adultos.
- Caracteriza-se por hiperintensidade em T2W do striatum, frequentemente associada a anomalias de sinal mais difusas: cerebelo, córtex parietal e hipocampo.

Doença de Wilson [20] (Figura 13)

- A doença de Wilson, também designada por degenerescência hepatolenticular, é causada pela acumulação de cobre resultante de uma deficiência de ceruloplasmina, a sua proteína de transporte no soro.
- Esta doença afecta o fígado, o cérebro e outros tecidos.
- **Sinais clínicos:** disartria, distonia, tremores, ataxia, sintomas parkinsonianos e problemas psiquiátricos.
- Os anéis de Kayser-Fleisher na córnea estão carateristicamente associados à doença de Wilson.
- **RMN:**
    - As lesões da substância branca cerebral e dos gânglios basais não são específico.
    - Contudo, o envolvimento do mesencéfalo com um aspeto caraterístico de "cara de panda gigante" nas imagens T2W e FLAIR é muito sugestivo da doença de Wilson.
    - Áreas de prolongamento T2 no putamen (um achado comum), globus

pallidus, núcleos caudados e tálamo.

O envolvimento talâmico está tipicamente confinado ao aspeto ventrolateral. As regiões corticais e subcorticais, o mesencéfalo, a ponte, o vermis e os núcleos denteados também podem estar envolvidos.

- A restrição da difusão é frequentemente observada nas fases iniciais da doença **Hipoglicemia**

- As lesões cerebrais dependem da gravidade e da duração da hipoglicemia.
- **Manifestações clínicas:** os doentes com hipoglicemia grave apresentam coma e são tipicamente diabéticos em tratamento com hipoglicemiantes orais.
- **RMN:**
  - Prolongamento bilateral em T2 no córtex cerebral, hipocampos e gânglios basais.
  - Anomalias transitórias da substância branca, com achados de RM DW, envolvendo o esplénio do corpo caloso, as cápsulas internas e a coroa radiada, foram relatadas em hipoglicemia ligeira.

Hiperglicemia (demander iconographie au Dr Bouchal)

3 - Causas : Doenças degenerativas e hereditárias

Síndromes de Parkinson [21] (Figura 14)

- No grupo das síndromes de Parkinson.
- Apenas a atrofia de múltiplos sistemas (MSA) está associada a anomalias de sinal dos gânglios basais.
- A AMS engloba várias síndromes clínicas, incluindo a degenerescência estriatonigral, quando predominam as caraterísticas extrapiramidais, a atrofia olivopontocerebelar, quando predominam as caraterísticas cerebelares, e a

síndrome de Shy-Drager, quando predomina a insuficiência autonómica.

- Na ressonância magnética, podem ser observadas anomalias em cada uma destas síndromes, geralmente numa fase tardia do curso da doença:
    - Hiperintensidade da fenda da margem lateral do putamen em imagens spin eco T2W.
    - Hipointensidade dos putamens nas imagens spin eco T2W.
    - Atrofia do tronco cerebral e do cerebelo.
    - sinal "hot-cross bun" nas imagens spin eco T2W devido à degeneração cruciforme das fibras pontinas.

Doença de Fahr [22] (Figura 15)

- A doença de Fahr é uma doença neurodegenerativa caracterizada pela deposição anormal de cálcio nos núcleos lentiforme e dentado, por vezes associada à deposição talâmica e subcortical de cálcio.
- **Sinais clínicos:** perturbações do movimento, síndrome de Parkinson e deterioração progressiva das funções cerebrais superiores.
- Os pacientes devem ser avaliados quanto à possibilidade de hipoparatiroidismo.
- **Imagiologia :**
    - Calcificações densas bilateralmente simétricas nos gânglios basais, núcleos denteados, tálamo e substância branca subcortical do cérebro.
    - A tomografia computorizada do cérebro, que detecta facilmente o cálcio, é o método preferido

método para localizar e avaliar a extensão das calcificações cerebrais. o Na ressonância magnética, as áreas calcificadas nos gânglios basais dão uma imagem de baixa intensidade sinal em imagens ponderadas em T2 e um sinal de baixa ou alta intensidade em

Planos ponderados em T1.

- A evolução clínica é bastante variável e sem correlação com a extensão das lesões cerebrais.

Doença de Huntington [23]

- A doença de Huntington é uma doença neurodegenerativa genética autossómica dominante com envolvimento preferencial do estriado.
- A terceira ou quarta década de vida ++
- **Sintomas iniciais**: atividade coreiforme, hipotonia e demência progressiva.
- Na ressonância magnética, a atrofia do estriado é caraterística, com alargamento dos cornos frontais. As anomalias de sinal estão ausentes ou são muito subtis.

Doença de Hallervorden-Spatz [24] (icono da publicação do Dr. Jaffal)

- Perturbação familiar autossómica recessiva
- Início da adolescência ou da idade adulta.
- **Sintomas:** Discinesia, disartria e deterioração progressiva das funções cognitivas.
- Na RM, o sinal típico do "olho do tigre" é caracterizado por um sinal hiperintenso simétrico bilateral do globuspallidus medial anterior com hipointensidade circundante em imagens spin eco T2W.

Doença de Creutzfeldt-Jacob [25] (demander icono a Dr Bouchal)

- Encefalopatia espongiforme subaguda transmissível, responsável por cerca de 80% de todas as doenças humanas relacionadas com priões.

- Achados de ressonância magnética :
    - Envolvimento bilateral do pulvinar (sinal do pulvinar), por vezes estendendo-se ao núcleo talâmico dorsomedial (sinal do "taco de hóquei").
    - A hiperintensidade T2W e FLAIR predomina no striatum e o envolvimento talâmico é menos frequente e menos importante.
    - É frequentemente observada hiperintensidade cortical, mais visível nas imagens ponderadas em difusão do que nas sequências T2W e FLAIR.
    - O envolvimento cortical também pode ser observado.

Neurofibromatose [26]

- A facomatose autossómica dominante mais frequente.
- Clínica:
    - Sinais cutâneos ++ (café com leite, tumor)
    - Sinais oftalmológicos: Nódulos de Lisch
    - Sinais neurológicos (50%)
- RMN :
    - T2W, Flair hiperintenso.
    - bem circunscrito
    - Diâmetro <1,5 cm
    - Globus pallidus ++
    - Bilateral
    - ADC elevado
    - Sem ganho de contraste

- Sem efeito de massa

4 - Causas :Tumores

Glioma Talâmico Bilateral Primário [27] (Figura 16)

- Rara e apresenta-se com perturbações comportamentais progressivas que conduzem à demência.
- As imagens de TC e RM revelam tipicamente uma massa que aumenta simetricamente ambos os lados do tálamo
- **Na ressonância magnética:** T1W isointenso e T2W-Flair hiperintenso, com extensão para os lobos temporais mesiais. O tumor é frequentemente de baixo grau e frequentemente não apresenta realce.

Outros tumores [28]

- Tumores da região pineal, incluindo germinoma.
- Pinealocitoma.
- Metástases.
- O linfoma pode estender-se para os tálamos bilaterais.
- Ao contrário do glioma talâmico bilateral, estas lesões mostram um realce intenso nas sequências com contraste.

5 - Causas : Doença mitocondrial

Síndrome de Leigh[29] (Figura 17)

- Encefalomielopatia necrosante subaguda.
- Defeito hereditário autossómico recessivo na via enzimática do metabolismo respiratório.
- As formas infantil (menos de 2 anos) e juvenil têm um início variável de

regressão psicomotora, fraqueza, convulsões, distonia e disfunção cerebelar, levando à morte por insuficiência respiratória progressiva.

- **RM:** áreas simétricas de prolongamento T2 nos gânglios basais, região periaquedutal e pedúnculos cerebrais, sendo o envolvimento putaminal uma caraterística consistente.
- **Espectroscopia MR:** presença de níveis anormalmente elevados de lactato nos gânglios basais, que, juntamente com níveis elevados de lactato no soro e no LCR.

Outros [30]

- Síndrome de Kearns-Sayre: oftalmoplegia externa crónica e degenerescência pigmentar da retina
- Síndrome MELAS: miopatia mitocondrial, encefalopatia, lactacidose, acidente vascular cerebral
- Síndrome de MERFF: epilepsia mioclónica com fibras irregulares
- Síndrome de Leber: neuropatia ótica hereditária

6 - Causas : Doenças infecciosas

SIDA [31, 32]

- O envolvimento bilateral dos gânglios basais é frequentemente secundário a uma infeção oportunista:
- Toxoplasmose com abcessos de realce **(Figura 18)**
- Criptococose com alargamento quístico dos espaços perivasculares por vezes associado a lesões hiperintensas em T2W e FLAIR do parênquima cerebral circundante e realce pouco frequente pelo contraste.

Outras infecções são raras:

- Tuberculose talâmica bilateral [33] **(Figura 19)**
- Encefalite por herpes [34] **(Figura 20)**
- Doença de Lyme [35]

7 - Causas : Doenças sistémicas

- As doenças sistémicas raramente causam o envolvimento dos gânglios basais bilaterais.
- Lúpus [36] **(Figura 21)** ++
- Neurosarcoidose [37]
- Doença de Behçet [38] **(Figura 22)**

Capítulo 4

CONCLUSÃO

- Uma grande variedade de doenças pode causar anomalias nos gânglios basais bilaterais.
- Algumas caraterísticas clínicas e imagiológicas podem ser úteis para o diagnóstico diferencial.
- Muitas vezes, o diagnóstico não é simples, e a correlação das caraterísticas imagiológicas típicas com os dados clínicos e laboratoriais pode ajudar a fazer o diagnóstico correto.

Referências

1- James C. Anderson e outros.Gânglios basais: Anatomy, Pathology, and Imaging Characteristics:CurrProblDiagnRadiol, janeiro/fevereiro de 2004.

2- Amogh N. Hegde and al.Differential Diagnosis for Bilateral Abnormalities of the Basal Ganglia and Thalamus:RSNA, 2011.

3- Teksam M, Casey SO, Michel E, Liu H, Truwit CL. Diffusion-weighted MR ima- ging findings in carbon monoxide poisoning. Neuroradiology 2002;44:109-13.

4- Weise J, Krapf H, Kuker W. Os enfartes betalâmicos como etiologia do estupor agudo. Diagnóstico precoce com ressonância magnética ponderada por difusão. Nervenarzt 2001;72:632-5.

5- CC TchoyosonLim.Magnetic Resonance Imaging Findings in Bilateral Basal Ganglia Lesions:AnnAcad Med Singapore 2009;38:795-802.

6- Alexandra Helber MD and al.Bilateral lesions of thalamus and basal ganglia: origin and outcome:Developmental Medicine & Child Neurology 2002, 44: 477-484.

7- Ducreux D, Oppenheim C, Vandamme X, Dormont D, Samson Y, Rancurel G, et al. Diffusion-weighted imaging patterns of brain damage associated with cerebral venous thrombosis. AJNR Am J Neurora- diol 2001;22:261-8.

8- Bogousslavsky J, Regli F, Delaloye B, Delaloye-Bischof A, Assal G, Uske A. Perda da auto-ativação psíquica com enfarte bitha- lâmico. Correlatos neurocomportamentais, CT, MRI e SPECT. ActaNeurolScand 1991;83:309-16.

9- Engelborghs S, Marien P, Pickut BA, Verstraeten S, De Deyn PP. Perda da auto-ativação psíquica após enfarte paramediano-bitalâmico. Stroke 2000;31:1762- 5.

10- Phal P, Molan M, Clare I. Hypertensive encephalopathy. AustralasRadiol 2002; 46:319-24.

11- Covarrubias DJ, Luetmer PH, Campeau NG. Síndrome da encefalopatia reversível posterior: utilidade prognóstica das imagens de RM ponderadas por difusão quantitativa. AJNR Am J Neuroradiol 2002; 23:1038-48.

12- O'Sullivan M, Jarosz JM, Martin RJ, Deasy N, Powell JF, Markus HS. Hiperintensidades de ressonância magnética do lobo temporal e da cápsula externa em pacientes com CADA- SIL. Neurology 2001;56:628-34.

13- Dichgans M, Holtmannspotter M, Herzog J, Peters N, Bergmann M, YousryTA. Cerebral microbleeds in CADASIL: a gradient-echo magnetic resonance imaging and autopsy study. Stroke 2002;33: 67-71.

14- Partlow GD, delCarpio-O'Donovan R, Melanson D, Peters TM. Thala-micglioma bilateral: revisão de oito casos com mudança de personalidade e deterioração mental. AJNR Am J Neuroradiol 1992;13: 1225-30.

15- Kevin J. Klos and al.Neurologic Spectrum of Chronic Liver Failure and Basal Ganglia T1 Hyperintensity on Magnetic Resonance Imaging:Arch Neurol. 2005;62:1385-1390

16- Lenz V, Vargas MI, Bin JF, Bogorin A, Grebici-Guessoum M, Jacques C, et al. Value of MRI findings in Gayet-Wernicke encephalopathy. J Neuroradiol 2002;

29:153-60.

17- Vymazal J, Babis M, Brooks RA, Filip K, Dezortova M, Hrncarkova H, et al. Alterações T1 e T2 no cérebro de pacientes com cirrose hepática. AJNR Am J Neuroradiol 1996;17:333-6

18- Silverman CS, Brenner J, Murtagh FR. Necrose hemorrágica e lesão vascular no envenenamento por monóxido de carbono: MR de- monstration. AJNR Am J Neuroradiol1993;14:168-70.

19- Asao C, Korogi Y, Shimomura O, Taka-hash M, Tsuru T. MR findings of hypoxic damage of the bilateral striate corti- ces: a case report. Comput Med Imaging Graph 1998;22:417-20

20- Hitoshi S, Iwata M, Yoshikawa K. Patologia cerebral média da doença de Wilson: Análise de três casos por ressonância magnética. J NeurolNeurosurg Psychiatry 1991;54:624-6.

21- Testa D, Savoiardo M, Fetoni V, Strada L, Palazzini E, Bertulezzi G, et al. Atrofia de múltiplos sistemas. Observações clínicas e de RM em 42 casos. Ital J NeurolSci 1993; 14:211-6.

22- Rastogi R, Beauchamp NJ, Ladenson PW. Calcificação dos gânglios basais no cromohipoparatiroidismo. J ClinEndocrinolMetab 2003;88:1476-7.

23- Oliva D, Carella F, Savoiardo M, Strada L, Giovannini P, Testa D, et al. Caraterísticas clínicas e de ressonância magnética das variantes clássica e acinético-rígida da doença de Huntington. Arch Neurol 1993; 50:17-9.

24- Savoiardo M, Halliday WC, Nardocci N, Strada L, D'Incerti L, Angelini L, et al. Doença de Hallervorden-Spatz: MR e achados patológicos. AJNR Am J Neuroradiol 1993;14:155-62.

25- Oppenheim C, Brandel JP, Hauw JJ, DeslysJP, Fontaine B. MRI e o segundo caso francês de vCJD. Lancet 2000; 356:253-4

26- Terada H, Barkovich AJ, Edwards MS, Ciricillo SM. Evolução das lesões de alta intensidade dos gânglios basais na RM ponderada em T1 na neurofibromatose tipo 1. AJNR Am

J Neuroradiol 1996;17:755-60.

27- Partlow GD, delCarpio-O'Donovan R, Melanson D, Peters TM. Glioma talâmico bilateral: revisão de oito casos com alteração da personalidade e deterioração mental. AJNR Am J Neuroradiol 1992;13: 1225-30.

28- Guerini H, Helie O, Leveque C, Adem C, Hauret L, Cordoliani YS. Diagnóstico do realce ependimário periventricular na RM em adultos. J Neuroradiol 2003;30: 46-56.

29- Heckmann JM, Eastman R, Handler L, Wright M, Owen P. Doença de Leigh (encefalomielopatia necrosante subaguda): Documentação por RM da evolução de um ataque agudo. AJNR Am J Neuroradiol1993;14:1157-9.

30- Barkovich AJ, Good WV, Koch TK, Berg BO. Doenças mitocondriais: análise das suas caraterísticas clínicas e imagiológicas. AJNR Am J Neuroradiol 1993; 14:1119-37.

31- Meltzer CC, Wells SW, Becher MW, Flanigan KM, Oyler GA, Lee RR. Hiperintensidade de RM dos gânglios basais relacionada com a SIDA. AJNR Am J Neuroradiol 1998; 19:83-9.

32- Kumazawa K, Yamada T, Nakamori T, Hoshino A, Terao S, Mitsuma T. Achados seriados de ressonância magnética em pacientes com criptococose do SNC. RinshoShinkeigaku 1998;38: 831-7.

33- Wakai M, Hayashi M, Honda K, Nishikage H, Goshima K, Yamamoto J. Início agudo de meningoencefalite tuberculosa com lesões lineares simétricas no tálamo bilateral: relato de um caso. RinshoShinkeigaku 2001;41:519-22.

34- Yoshii F, Akiyama K, Shinohara Y. Ressonância magnética da encefalite por vírus herpes simplex: lesões assimétricas reversíveis dos gânglios basais. Intern Med 1996;35:909-11.

35- Alkadhi H, Kollias SS. Ressonância magnética na encefalite transmitida por carraças. Neuroradiology 2000;42:

753-5.

36- Shibata M, Kibe T, Fujimoto S, Ishikawa T, Murakami M, Ichiki T, et al. Lúpus difuso do sistema nervoso central envolvendo substância branca, gânglios basais, tálamo e tronco cerebral. Brain Dev 1999; 21: 337-40.

37- Gizzi MS, Lidov M, Rosenbaum D. Neurosarcoidose que se apresenta como um tumor dos gânglios basais e do tronco cerebral: ressonância magnética sequencial. Neurol Res 1993;15:93-6.

38- Lee SH, Yoon PH, Park SJ, Kim DI. MRI findings in neuro-behcet's disease. Clin Radiol 2001;56:485-94.

Imagens para esta secção:

	Abrupt	*Rapidly progressive*	*Slowly progressive*
Etiology	▪ Infarction	▪ CO and methanol toxicity ▪ Venous Thrombosis ▪ Infection ▪ Intoxication ▪ Metabolic disorders ▪ Degenerative disorders	▪ Tumors

Quadro 1: modo de apresentação clínica

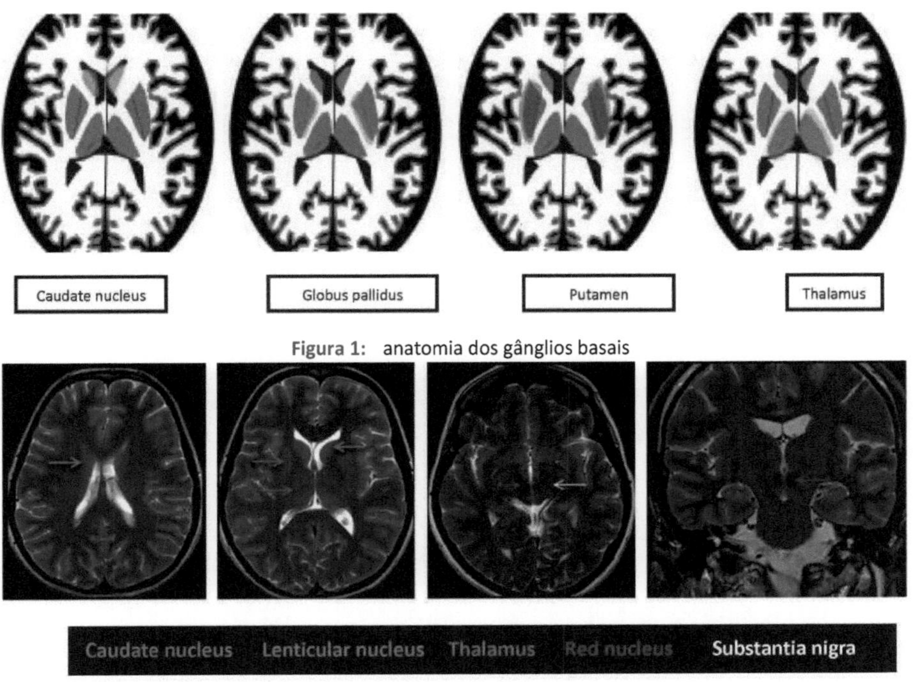

Figura 1: anatomia dos gânglios basais

Figura 3: Radioanatomia por RM dos gânglios basais

Suggestive locations	Globus pallidus	Thalamus	Striatum	Putamen
Pathology	CO toxicity, manganese toxicity Hallervorden-Spatz disease	Wernicke encephalopathy Arterial ischemia Venous thrombosis Creutzfeldt-Jacob disease	Creutzfeldt-Jacob disease (sporadic) Hypoxia	Methanol toxicity Multiple system atrophy

Tab. 2: localização do envolvimento dos gânglios basais

symptoms	number
Headache, nausea, vomiting	19
seizure	18
decreasing of consciousness	15
hemiplegia	8
dementia	7
Visual impairment	6
choreic syndrome	2

Quadro 3: sintomas encontrados nos nossos doentes

Abnormalities location	Case number
Basal ganglia	65
Nucleus dentatus	7
Thalami	3

Tab. 4: Localização das anomalias de sinal

Etiology	Number of cases
vascular	18
toxic and metabolic	20
degenerative and hereditary	5
tumor	6
mitochondriopathy	1
infectious	7
systemic	17

Tab. 5: diferentes etiologias do envolvimento dos gânglios basais

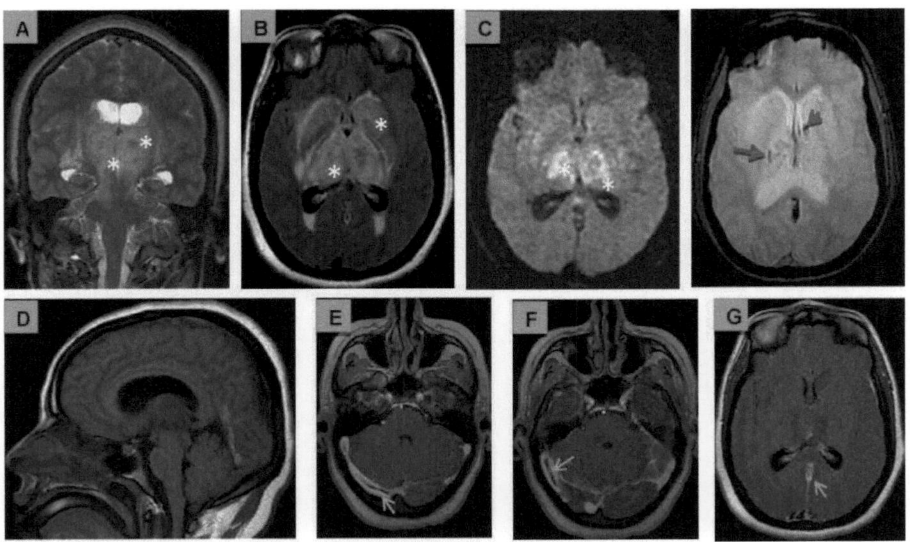

Figura 3: Trombose venosa profunda

26 anos, dor de cabeça aguda

- Imagens coronais de RM ponderadas em T2 (A), FLAIR axial (B) e difusão axial (C):

gânglios basais com sinal elevado e restritivo na sequência de difusão (asterisco).

- Imagem sagital de RM ponderada em T1 (D): seio reto hiperinteno (seta vermelha).
- Após contraste (E, F, G): trombose dos seios transverso direito e reto (seta verde).

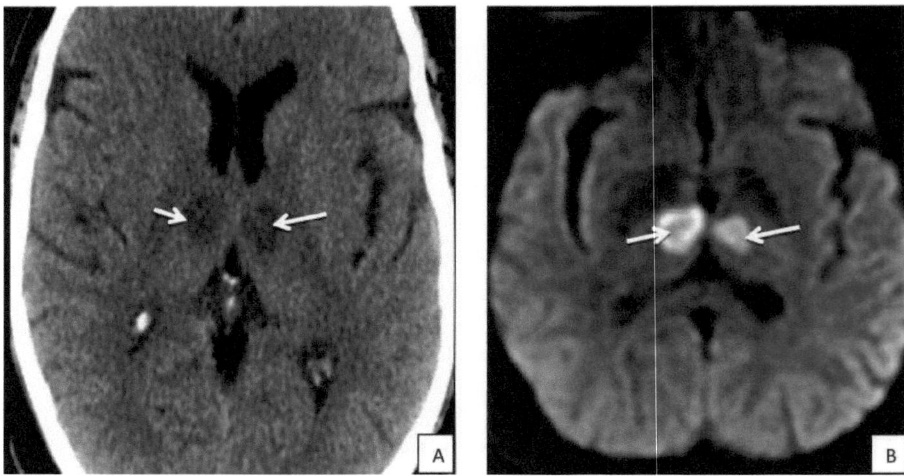

Figura 4: Infarto bitálico (seta).

56 anos, disartria com dor de cabeça

- A: Tomografia axial computorizada: Hipodensidade bithalamic.
- B: Imagem axial ponderada em T2: Hiperintensidade bitalâmica.

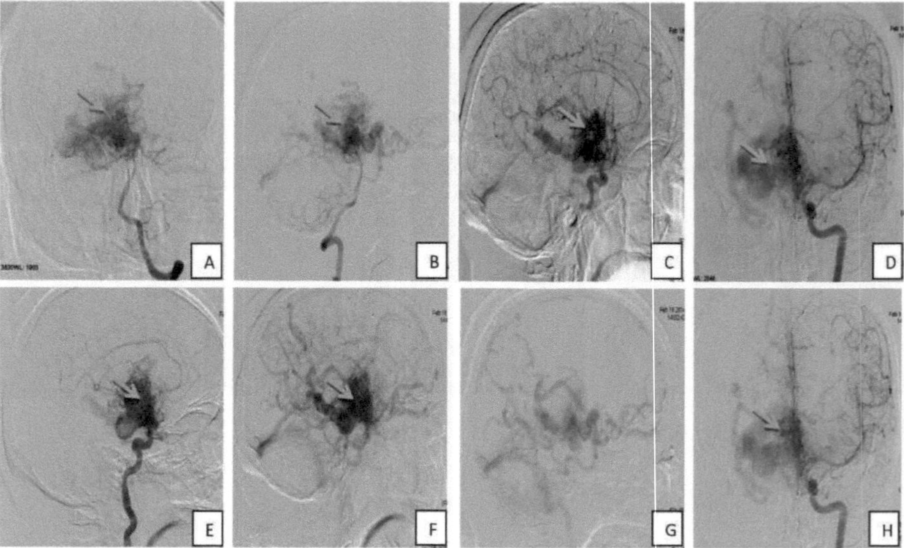

Figura 5: Malformação arteriovenosa cerebral (seta).

52 anos, hemorragia meníngea com hemorragia intraventricular

- *A* + B: opacificação da artéria vertebral esquerda (A) e direita (B)

- C + D: opacificação da artéria carótida direita

- E + F + G + H: opacificação da artéria carótida esquerda

MAV da região do capsulo lenticulo talâmico direito, alimentada pelos terminais dos ramos perfurantes do tronco basilar, cerebral posterior, artéria cerebral média direita e artérias vertebrais.

A drenagem venosa ocorreu diretamente para o seio reto e para o seio sagital superior.

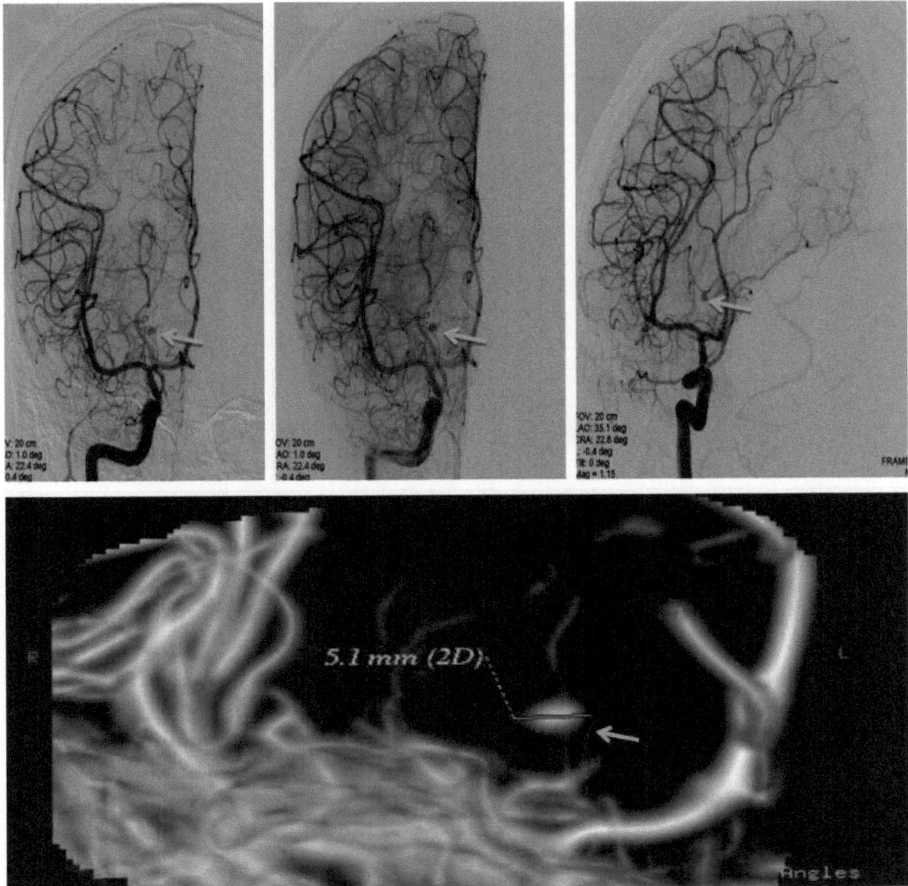

Figura 6: **Aneurismas de Charcot-Bouchard** (seta).

11 anos, ATCD = 0, perturbação da consciência

Aneurismas minúsculos desenvolveram-se a partir da artéria estriada do lenticulo direito.

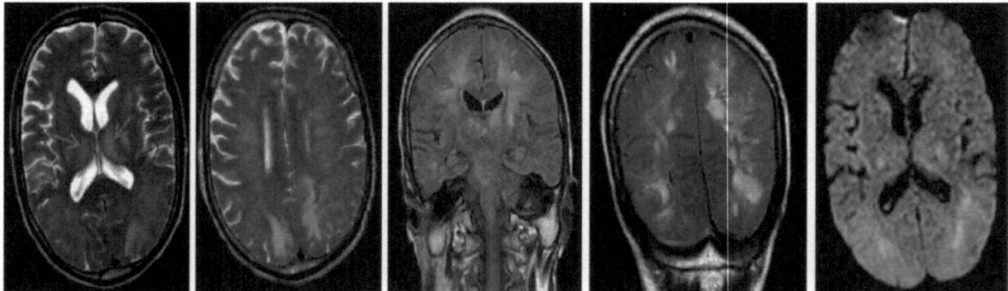

Figura 7: Síndrome de PRESS (Seta).

40 anos, ATCD = 0, perturbação da consciência

- Imagens axiais ponderadas em T2, axiais e coronais Flair: Aumento da intensidade de sinal nos gânglios basais e na substância branca.

- Difusão normal.

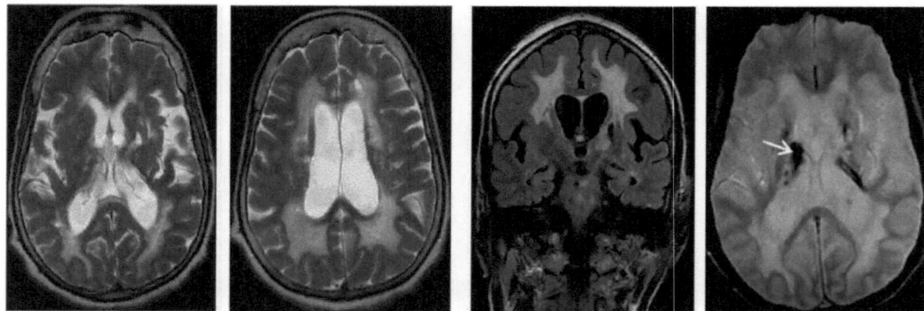

Figura 8: CADASIL.

69 anos, ATCD = hipertensão, hemiplegia direita predominantemente braquial.

Imagens de RM axiais T2, coronais FLAIR e axiais T2*:

- Aumento da intensidade do sinal nos centros semi-ovais, cápsulas internas e externas predominantes à esquerda.
- Estigmas hemorrágicos nos gânglios basais (seta).
- Leucoaraiose.

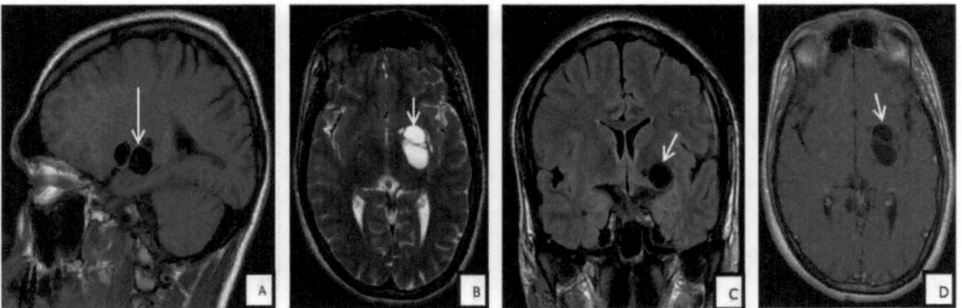

Figura 9: Ampliação dos espaços de Virchow-Robin (seta).

22 anos, epilético desde os 10 anos de idade, crises convulsivas.

Sagital T1 (A), axial T2, coronal FLAIR (C) e imagem pós-contraste (D): Lesão fluida puramente intra parenquimatosa idêntica à do LCR, sem realce, situada no espaço perfurado anterior esquerdo e na região cápsulo-lentículo-talâmica homolateral.

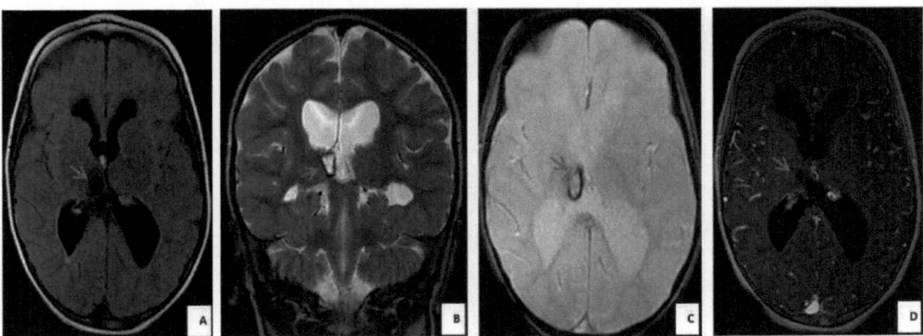

Figura 10: Cavernoma (seta).

24 meses de idade, crises convulsivas com febre.

Sagital T1 (A), coronal T2 (B), axial T2* (C) e imagem pós-contraste (D): Lesão talâmica direita em hipossinal T1, hipersinal T2, contendo uma zona hemorrágica posterior e rodeada por um haloperiférico em hipossinal T2 e em asignal na sequência T2*, sem modificação após contraste.

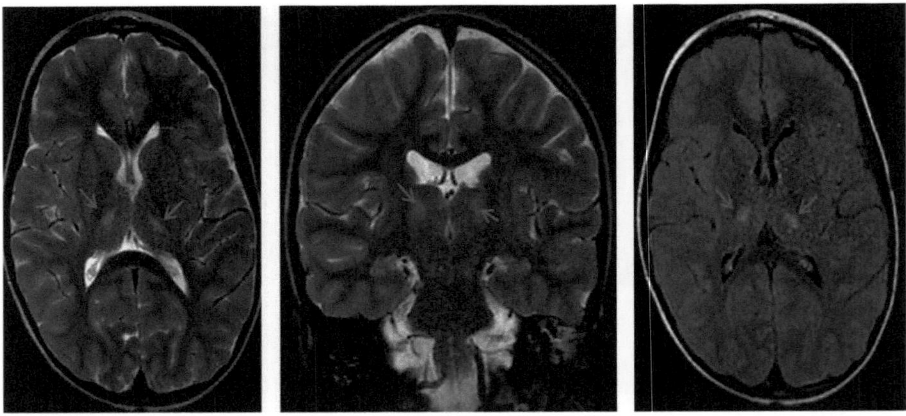

Figura 11: Kernicterus (seta).

03 anos de idade, atraso na aquisição de habilidades motoras

Hipersinal em T2 e Flair bi-talâmico e lenticular bilateral sem restrição à difusão.

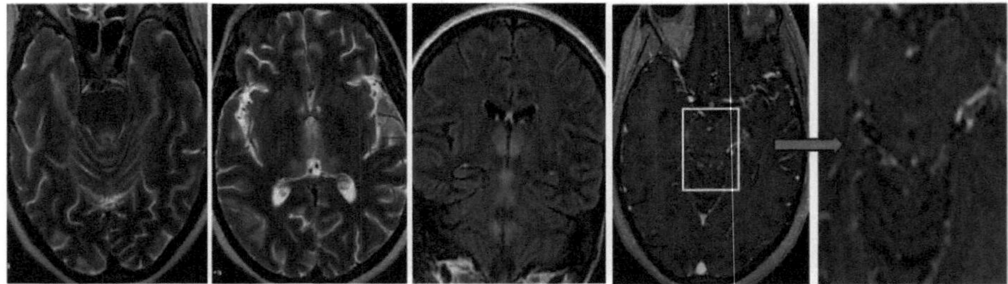

Figura 12: Encefalopatia de Wernicke.

34 anos, ATCD = etilismo ocasional, perturbação da consciência

Hipersinal bilateral e simétrico em T2 e FLAIR no tálamo medial, área periaquedutal, corpos mamilares e placa tectal.

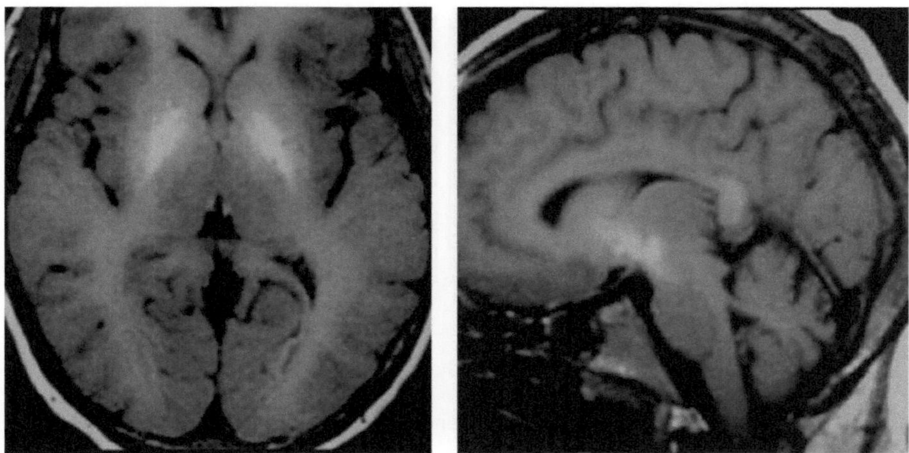

Figura 13: Encefalopatia hepática.

78 anos de idade, acompanhamento de doentes com doença hepática avançada, perturbação da consciência

Edema bilateralmente simétrico, prolongamento T2 nos gânglios basais: corpo caloso, núcleo denteado e globo pálido.

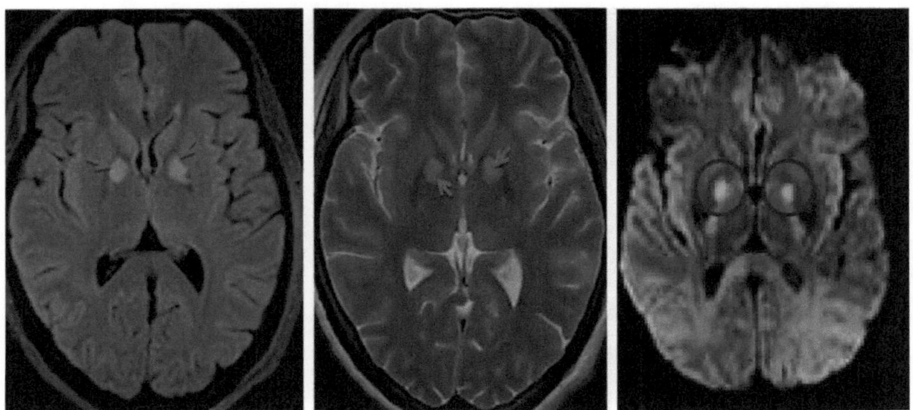

Figura 14: Toxicidade do monóxido de carbono (seta vermelha)

26 anos, perturbação da consciência

- Hipersinal bilateral simétrico em T2 e Flair no globo pálido.
- Estas lesões são restritivas na sequência de difusão.

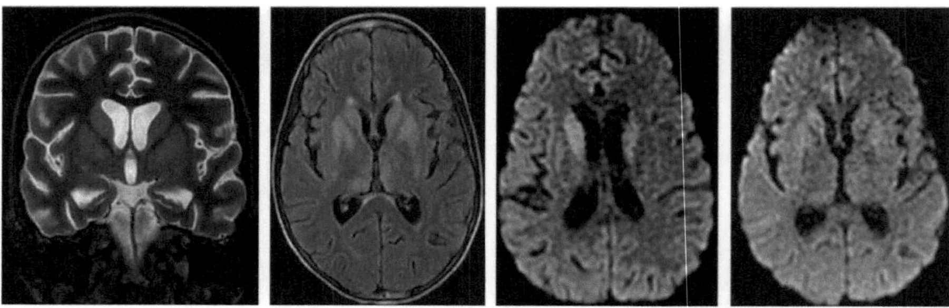

Figura 15: Doença de Wilson

10 anos, tetraparesia

Bilateral e simetricamente Hiper-sinal T2 e FLAIR envolvendo o septo pelúcido e os gânglios basais (núcleos caudados, núcleos lenticulares e bi thalami), restritivos em difusão.

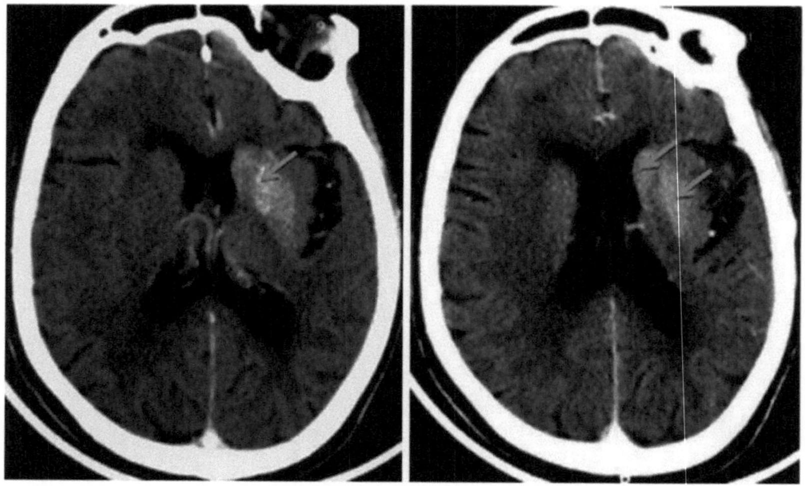

Figura 16: Hemicoreia hiperglicémica não cetótica [41]

75 anos, movimentos coreicos do hemicorpo direito.

TAC cerebral C-: Hiperdensidade espontânea do núcleo caudado, regiões capsulo-lenticular e insular esquerda.

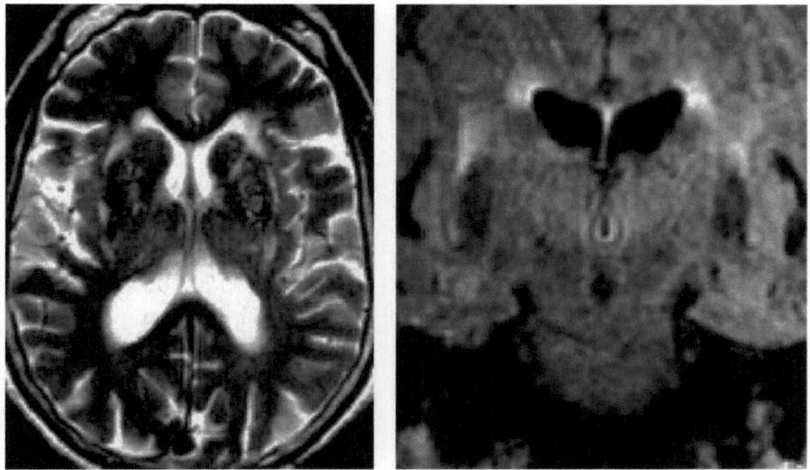

Figura 17: atrofia de múltiplos sistemas (MSA)

70 anos de idade, tremor em repouso

Imagens de RM axiais ponderadas em T2 e coronais FLAIR: Hipointensidade bilateral no putamen e hiperintensidade linear na cápsula externa.

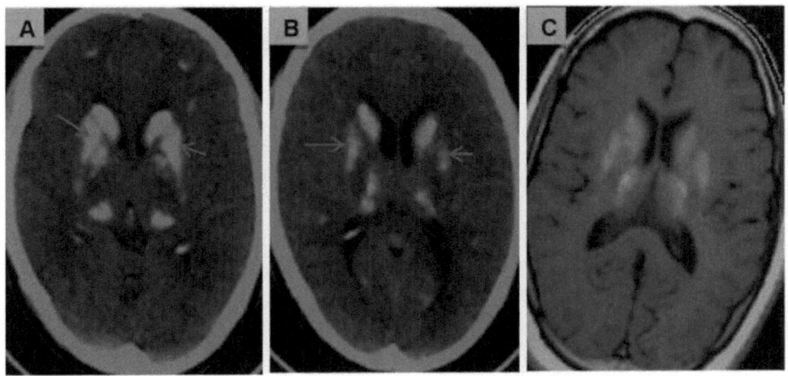

Figura 18: Doença de Fahr (seta)

56 anos, perturbações do movimento

- Tomografia computorizada (A, B): Calcificações dos gânglios basais e dos tálamos
- T1 WI(C): Hiperintensidade bilateral e simétrica dos gânglios basais e dos tálamos

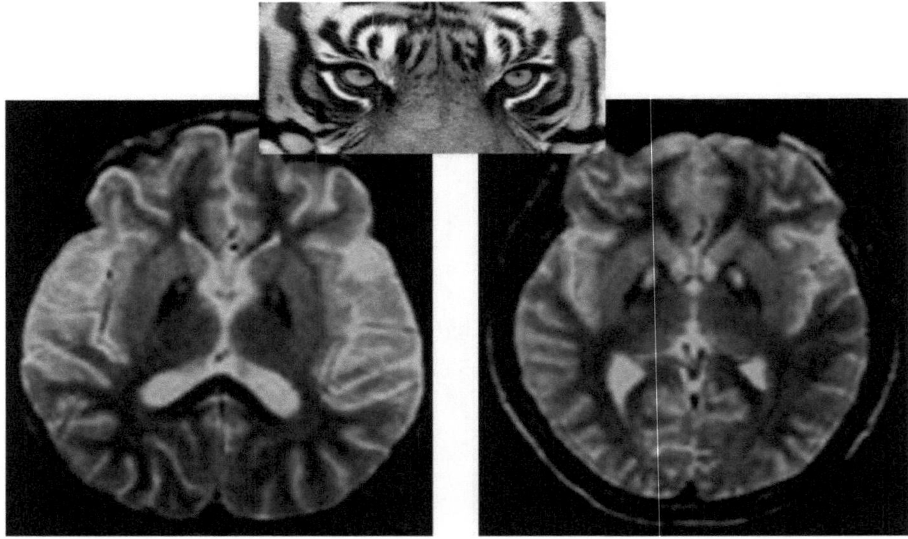

Figura 19: Doença de Hallervorden-Spatz

40 anos, disartria e deterioração progressiva das funções cognitivas

Imagens axiais em T2 RM: sinal hiperintenso simétrico bilateral do globo pálido medial anterior com hipointensidade circundante nas imagens em spin eco T2W, apresentando o aspeto caraterístico do "olho do tigre"

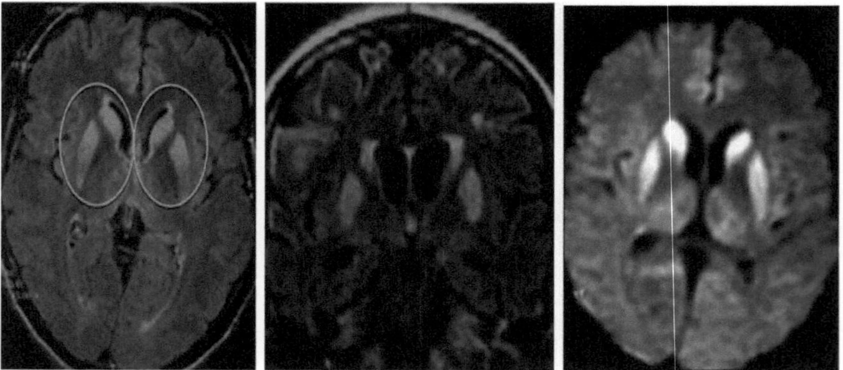

Figura 20: Doença de Creutzfeldt-Jacob

25 anos, mioclonia com perturbações extrapiramidais

O hipersinal em T2 e FLAIR predomina no estriado.

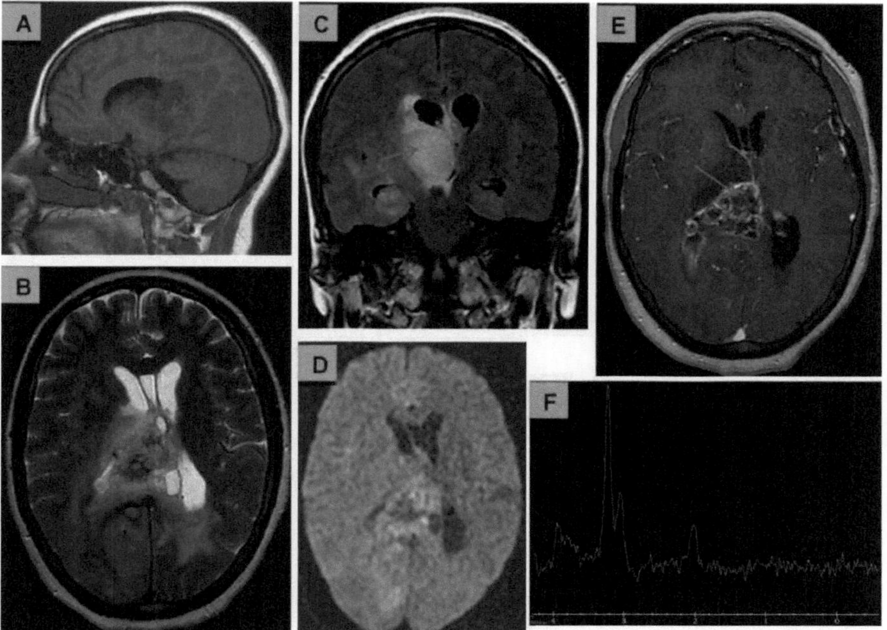

Figura 21: glioma anaplásico multifocal (seta)

37 anos, perturbações comportamentais progressivas

- Axial T1 (A), axial T2 (B), coronal FLAIR (C), axial Difusão (D) e axial pós-contraste (E): tumor centrado no tálamo direito descrito em T1 hipersinal, T2 hipersinal com estigma hemorrágico (Asignal T2*), restritivo em difusão e realçado após contraste.
- Espectroscopia (F): pico de colina com uma relação colina-creatinina elevada (> 1,2) e colapso de NAA.

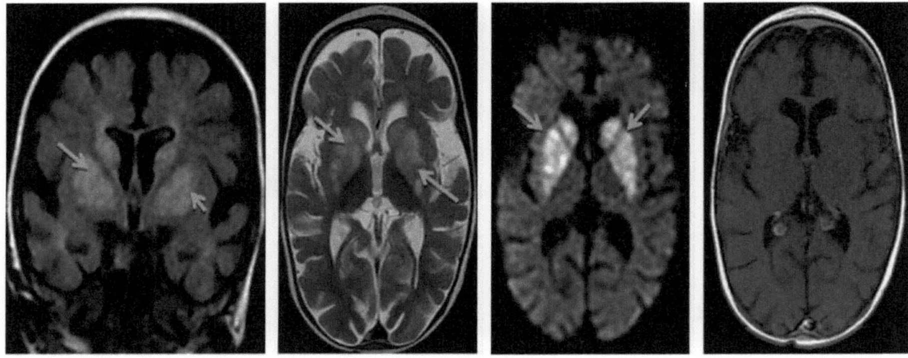

Figura 22: Síndrome de Leigh (seta)

Criança de 10 meses, regressão psicomotora e convulsões.

Hiperintensidade bilateral e simétrica dos gânglios basais (núcleo caudado, núcleo lenticular), restritiva em difusão e com baixo realce após contraste.

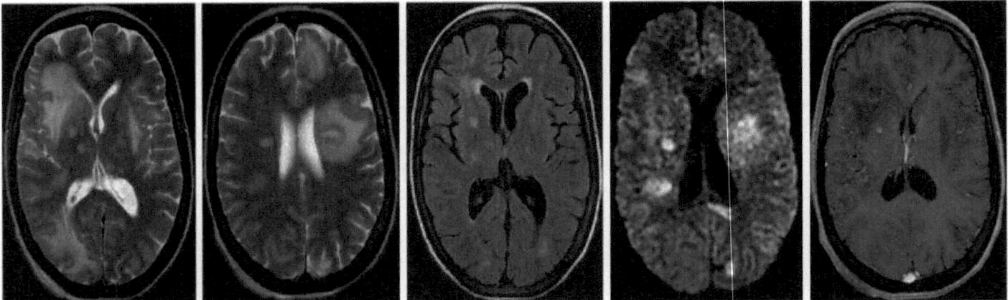

Figura 23: Toxoplasmose

46 anos, perturbação da consciência

- Múltiplas lesões cerebrais intra parenquimatosas de interesse para os gânglios basais, hiperintensas em T2 e FLAIR, algumas das quais restritivas em difusão. Estas lesões estão rodeadas de edema.
- Nodular e anelar com contraste.

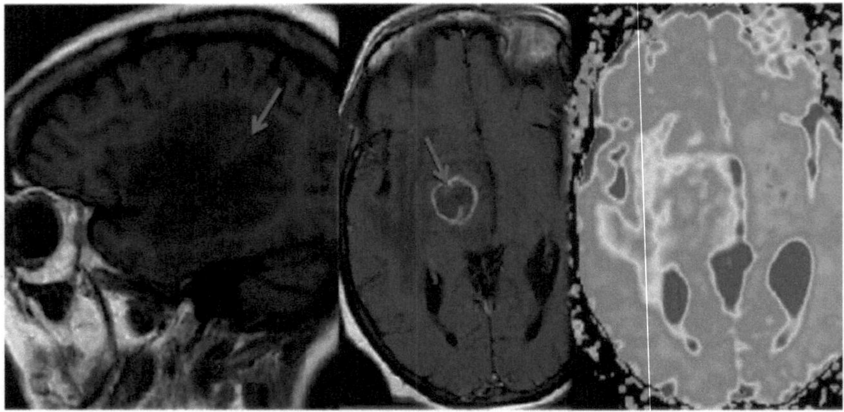

Figura 24: Abcesso toxoplásmico (seta)

59 anos de idade, infeção por VIH.

Massa cística arredondada envolvendo os gânglios basais: hipointensa na RM T1WI com realce tipo rim e edema circundante. Na RM DWI: a lesão apresenta difusão com diminuição do ADC.

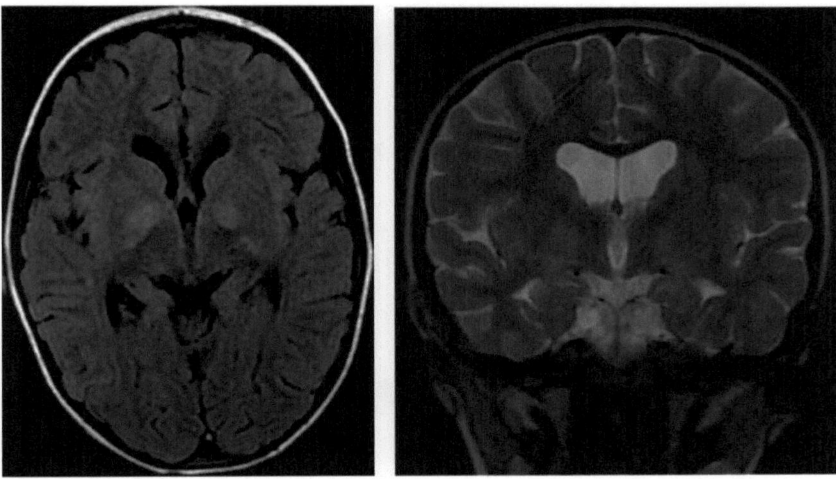

Figura 25: Tuberculose

04 anos, síndrome de meningite

Hiperintensidade T2 e FLAIR dos gânglios basais, sem realce após contraste.

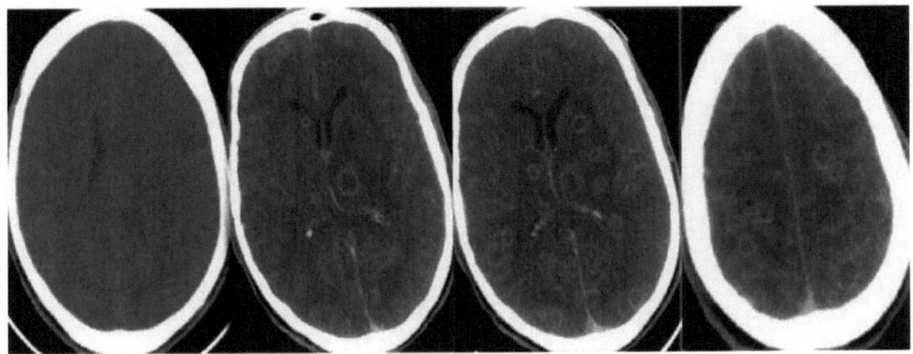

Figura 26: Tuberculomas cerebrais miliares

23 anos, tuberculose multi-visceral + aumento da pressão intracraniana.

Múltiplas lesões arredondadas, bem definidas, com realce anelar, localizadas principalmente na junção da substância cinzenta e branca.

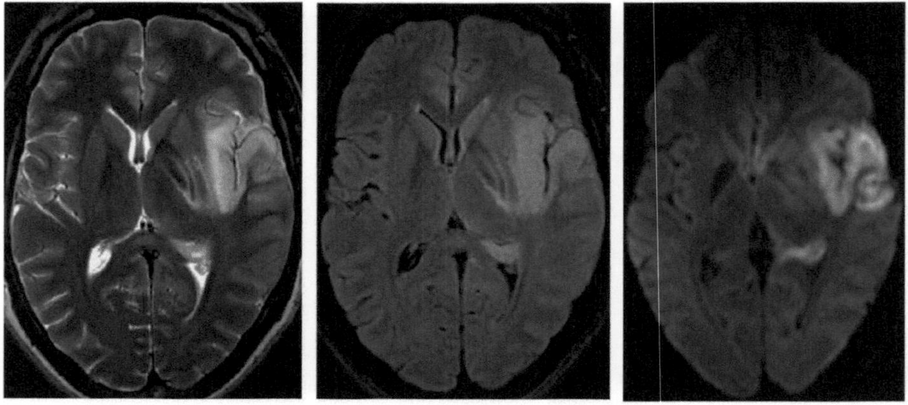

Figura 27: Encefalite por herpes

25 anos, síndroma de meningite

Anomalia do sinal córtico-subcortical temporo-insular esquerdo estendida ao núcleo lenticular homolateral.

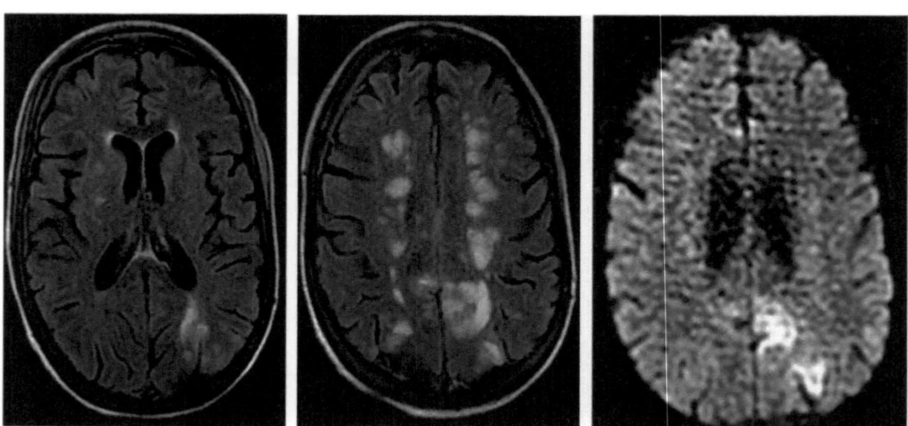

Figura 28: Lúpus

22 anos, convulsões

Imagens axiais de RM ponderadas em FLAIR e de difusão: Hiperintensidade não específica da substância branca e dos gânglios basais.

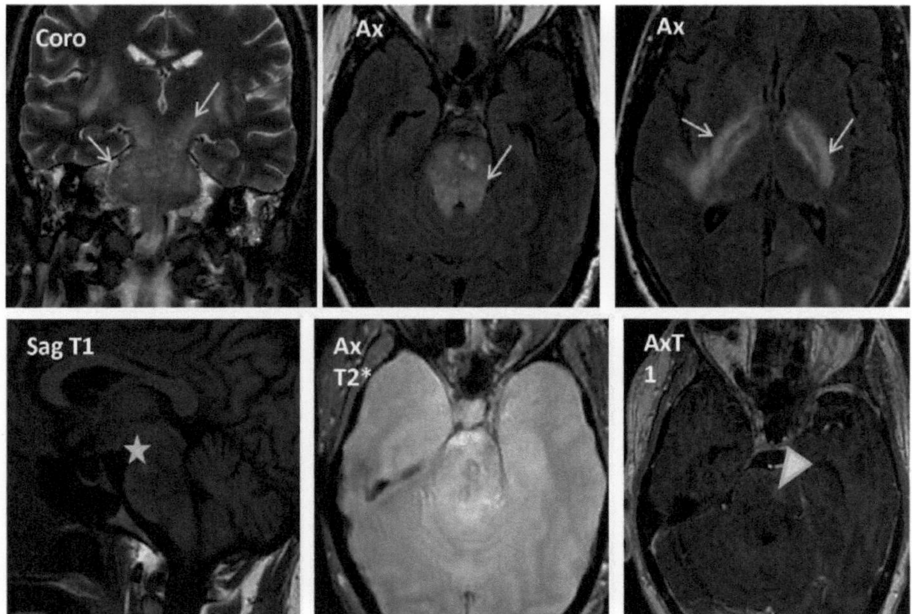

Figura 29: Doença de Behçet

40 anos, perturbação da consciência

RMN encefálica: lesões confluentes mesencéfalo-ponto-capsulares bilaterais, hipersinal T2 e flair (seta) com estigma hemorrágico (estrela) e contraste nodular na hemi ponte esquerda (cabeça de seta)

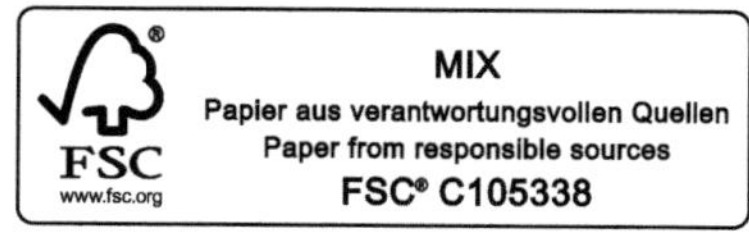

Printed by Books on Demand GmbH, Norderstedt / Germany